AF315459

MÉTHODE GÉNÉRALE PRATIQUE

DE

LUTTE CONTRE LA TUBERCULOSE

1° DÉFENSE PERSONNELLE
CONTRE LES MALADIES CONTAGIEUSES

2° GUÉRISON
DES AFFECTIONS DE L'ARBRE RESPIRATOIRE

PAR

A. GUASCO

Auteur du brûleur "Guasco" et de la Méthode Générale de Désinfection par le Triformométhylène ; de la Méthode Trioxylénique, etc.

Précédée d'une note sur l'application de la Méthode Trioxylénique par le

DOCTEUR E.-A. ACARD

Docteur en Médecine de la Faculté de Paris, Pharmacien de 1re Classe,
Ex-Professeur de Chimie.

PARIS

Imprimerie L. Faraut et J. Brunet
8, Rue de Mézières, 8

1901

MÉTHODE GÉNÉRALE PRATIQUE

DE

LUTTE CONTRE LA TUBERCULOSE

1° DÉFENSE PERSONNELLE

CONTRE LES MALADIES CONTAGIEUSES

2° GUÉRISON

DES AFFECTIONS DE L'ARBRE RESPIRATOIRE

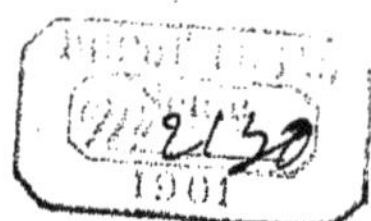

PAR

·A. GUASCO

Auteur du brûleur "Guasco" et de la Méthode Générale de Désinfection par le Triformométhylène ; de la Méthode Trioxylénique, etc.

Précédée d'une note sur l'application de la Méthode Trioxylénique par le

DOCTEUR E.-A. ACARD

Docteur en Médecine de la Faculté de Paris, Pharmacien de 1re Classe, Ex-Professeur de Chimie.

PARIS

Imprimerie L. Faraut et J. Brunet

8, Rue de Mézières, 8

1901

NOTA

Pour l'exposé de la question traitée, de nombreuses citations sont utiles, mais le lecteur est expressément prévenu qu'il doit leur laisser leur valeur intrinsèque de pure citation documentaire, et qu'il ne doit les considérer en aucune façon comme destinées à patronner ou à servir de sanction aux conclusions de ce travail.

A. G.

1º DÉFENSE PERSONNELLE CONTRE LES MALADIES CONTAGIEUSES
2º GUÉRISON DES AFFECTIONS DE L'ARBRE RESPIRATOIRE

L'Ingénieur-Chimiste " Guasco ", dont la méthode populaire de grande désinfection est actuellement si appréciée du monde savant, vient de rendre définitivement utilisables les propriétés remarquables de l'aldéhyde formique appliquée au traitement de la tuberculose pulmonaire.

Connaissant les merveilleuses propriétés bactéricides de ce nouvel agent thérapeutique, il est enfin permis d'affirmer que la lutte contre le bacille est possible et que la contagion sera d'autant moindre que l'on supprimera plus de foyers infectieux.

Le principe de la méthode consiste dans l'application de l'*aldéhyde formique pure et dosée.*

Ce corps, qui existe en dissolution dans le composé complexe désigné sous les noms de formol, formaline, méthanal, etc., se trouve combiné, du fait même de sa fabrication, avec cinq ou six autres corps différents, dont certains sont réputés toxiques.

C'est pourtant avec ce produit instable, indéterminé, de composition variable et toujours incertaine, que les méthodes scientifiques les plus récentes ont donné d'encourageants résultats et l'on devait prévoir qu'elles deviendraient définitives en utilisant des produits purs et dosés.

Le Trioxylène (déposé), spécialement fabriqué par la maison des produits chimiques "Guasco", et exactement dosé par la pharmacie, est la base désinfectante appliquée au traitement rationnel par l'hygiène de la tuberculose pulmonaire.

Nous engageons avec la plus entière confiance, non seulement les malades, mais encore et surtout les médecins, d'apporter une attention bienveillante à cette application nouvelle qui ne pourrait rendre de réels services sans leur concours éclairé.

Dr E.-A. ACARD
de la Faculté de Paris.

NOTE TRÈS IMPORTANTE

Sur 189 autopsies pratiquées par le Dr LETULLE qui s'intéresse si vivement à tout ce qui touche à la tuberculose; il a été constaté que 79 sujets seulement étaient indemnes de toute atteinte de la tuberculose pulmonaire et 110 présentaient des lésions suspectes, guéries depuis un temps plus ou moins long; mais n'ayant pas et n'étant pas susceptibles d'entraîner la mort.

Ces chiffres, dit le Dr RICHARD, *(La tuberculose est curable, 1900, page 5)* sont d'une grande éloquence.

« Ils nous montrent très clairement que la moitié des hommes réputés bien
« portants et non tuberculeux, mourant de vieillesse ou de cause fortuite, ont, à
« un moment donné de leur vie, été touchés par la tuberculose, mais ont guéri.

Si plus de la moitié du genre humain, paye un tribut à la tuberculose, beaucoup en guérissent, ainsi qu'il ressort des autopsies; beaucoup aussi en meurent puisque le bilan annuel accuse, en France seulement, plus de 150.000 décès.

Aucune épidémie de peste ou de choléra n'a jamais été si meurtrière.

Si ces constatations tendent à démontrer la curabilité de la phtisie, elles n'en sont pas moins la désolante preuve que l'épidémie règne en souveraine que l'on peut dire que nous sommes tous, sinon plus ou moins tuberculeux, tout au moins à la veille de le devenir.

Une hygiène sévère, une alimentation substantielle et l'observation constante des principes de l'antiseptie et partant de la propreté, sont seuls de nature à éloigner ou même à détruire en nous le germe du mal.

« Contre le bacille, nous restons impuissants; toutes les médications réputées
« antibacillaires ont fait faillite; nous n'avons donc plus qu'un seul objectif: fortifier le
« terrain. Pour ce faire, l'action de l'air pur est excellente, mais elle est insuffisante.

Aussi le repos et la suralimentation semblent-ils plus importants à MM. LEMOINE et CARRIÈRE.

« Les recherches de MM. RICHET et HÉRICOURT l'ont récemment démontré.
« Pour mettre en œuvre ces divers agents thérapeuthiques, on veut couvrir le sol de
« France de sanatoria. L'enthousiasme est considérable et beaucoup en profitent pour
« gagner de l'argent et se faire décorer. Au sanatorium, le malade engraisse, mais il ne
« guérit pas, il porte toujours les mêmes lésions, et, dès qu'il a regagné son foyer, sa
« graisse fond et, au premier froid, il revient au sanatorium.

Dans ces établissements, les malades ne se reposent pas, ils se dérangent mutuellement, et dans certains d'entre eux, les somptueux, MM. Lemoine et Carrière signalent l'excitation nerveuse produite chez les malades par le rapprochement des hommes et des femmes, on *flirte* dans le sanatorium.

« Et les ouvriers, comment accepteront-ils l'isolement du sénatorium, l'éloigne-
« ment de la ville et de la famille ? Ils se refuseront à vivre là.

« Or, on estime à plus de 300.000 le nombre des tuberculeux à hospitaliser,
« soit une dépense de 1.800.000 francs pour la construction, plus l'entretien des
« malades, pour lequel un budget de 328 millions de francs est nécessaire. Tout cela
« pour obtenir des résultats insignifiants ; tandis qu'un malade peut guérir en restant
« chez lui, en se reposant et en s'alimentant.

Communication de MM. Lemoine, *professeur de clinique médicale*
et Carrière, *professeur agrégé à la faculté de Lille,*
à l'Académie de Médecine, Séance du 30 Avril 1901.

La Commission de la Tuberculose

M. Waldeck-Rousseau, président du Conseil, ministre de l'Intérieur, a institué une Commission à l'effet de lui présenter un rapport sur les moyens pratiques de combattre la propagation de la tuberculose.

Membres de cette commission :

MM. Siegfried, Cornil, Cordelet, Lourties, Poirrier, Pozzi, Théophile Roussel, Paul Strauss, sénateurs.

MM. d'Arenberg, Aynard, Bompard, Dubois, Guieysse, Levraud, Pedibidou, députés.

Les docteurs Armaingaud, Brouardel, Bergeron, Bouchard, Chantemesse, Galippe, Grancher, Hérard, Landouzy. Lannelongue, Petit, Proust, Rotillon, Roux et Séailles :

MM. Clairin, André Lefèvre, Lucipia et Navarre, membres du Conseil municipal de Paris ; Georges Picot, président de la Société des habitations à bon marché ; Duclaux, directeur de l'institut Pasteur ; Nocard, professeur à l'école d'Alfort ; Debrié, Faure-Dujarric, architectes ; Expert-Besançon, maire du XIIIe arrondissement ; Fernand Faure, directeur de l'enseignement ; Dieu, médecin-inspecteur, directeur du service de santé au ministère de la Guerre ; le docteur A.-J. Martin, inspecteur général de la salubrité de la ville de Paris, Mastier, directeur de l'Administration départementale et communale ; Menant, directeur des affaires municipales à la préfecture de la Seine ; Henri Monod, directeur de l'Assistance et de l'Hygiène publiques : docteur Napias, directeur de l'Assistance publique de Paris, décédé.

M. Jules Siegfried, sénateur, est nommé président de la Commission. Les docteurs Billon, Chauvin, Dauriac, Faivre, Millon, Léon-Petit, rempliront les fonctions de secrétaires.

Liste complémentaire de membres de la commission chargée de rechercher les moyens pratiques de combattre la propagation de la tuberculose.

MM. Astier, député, le docteur Goujon, sénateur, Dislère, président de section au Conseil d'État, et les docteurs Bouillet, Calmette, de Lavarenne, Kelsch, Letulle, Leudet, Marfan, Piettre et Thoinot.

M. Dislère remplira, conjointement avec le professeur Brouardel, les fonctions de vice-président.

Le docteur Bouillet sera adjoint aux membres déjà désignés pour remplir les fonctions de secrétaire.

Contribution à l'étude de l'hygiène appliquée à la prophylaxie des maladies contagieuses et au traitement de la Tuberculose pulmonaire.

Exposé des Méthodes utilisant l'aldéhyde formique

Étude sur l'aldéhyde formique

Application de la Méthode Trioxylénique

Le 4 Mai dernier, le cinquième congrès de la Tuberculose a eu lieu à Berlin dans la salle des séances plénières du Reichstag, sous le patronage de l'Impératrice d'Allemagne.

Un membre influent de cet important congrès résume ainsi son impression qui peut servir de conclusion à ce véritable tournoi scientifique :

« L'impression très nette qui ressort des communications est le peu d'efficacité du traitement médicamen-
« teux de la tuberculose. On peut véritablement parler de la faillite des remèdes, et les orateurs sont presque
« unanimes à préconiser *les moyens hygiéniques* comme les seuls efficaces pour guérir le mal. »

Dernièrement le conseil d'hygiène de la Seine se préoccupant à son tour de l'épidémie de tuberculose attribuable aux logements contaminés, a approuvé à *l'unanimité* un rapport du Docteur LE ROY DES BARRES, sur la nécessité de rendre obligatoire pour les propriétaires, après chaque déménagement, la désinfection des appartements vacants.

Enfin, un savant hygiéniste définit et résume ainsi la question :

« Si le dernier mot de l'hygiène est l'antisepsie, le premier mot de la civilisation est la propreté. »

EXPOSÉ DES MÉTHODES RÉCENTES

Nous rapportant au Bulletin de l'Académie de Médecine, N° 26, Séance du 26 Juin 1900, nous lisons :

Rapport sur un mémoire de Monsieur le Docteur P. LACROIX, relatif à l'Antisepsie des voies respiratoires, par le Docteur LABORDE, professeur de physiologie à l'Académie de Médecine.

M. le Docteur LACROIX a présenté à l'Académie une étude de la question suivante:

L'ANTISEPSIE des voies respiratoires par les inhalations d'air chargé de vapeurs de menthol, bromoforme et formol; et expose les résultats obtenus après *trois années* de recherches cliniques et bactériologiques sur ce sujet.

Il rappelle les difficultés qu'on rencontre pour obtenir cette antisepsie par voie stomacale, par voie hypodermique ou enfin par action directe sur la muqueuse laryngo-pulmonaire.

L'inhalation qui confie à la respiration elle-même le soin d'introduire les agents thérapeutiques dans l'arbre respiratoire est de beaucoup la méthode la plus avantageuse, la plus simple et la plus naturelle.

Le gaz obtenu avec la formule qu'il indique, jouit de propriétés antiseptiques réelles, et sa valeur microbicide est mise en évidence par toutes les expériences bactériologiques effectuées.

Pour connaître l'action du gaz et sa parfaite tolérance, restait indiscutablement l'examen laryngoscopique fait avant et immédiatement après l'inhalation.

On peut observer de cette façon par la vue, les effets du traitement.

Cet examen comparatif a été pratiqué un grand nombre de fois, et toujours après l'inhalation la muqueuse laryngo-trachéale est apparue plus humide, plus vivante, et jamais à aucun degré congestionnée.

Quand au malade lui-même, il éprouve d'abord une sensation de cuisson à la gorge et de plénitude dans la poitrine. Quelquefois les premières inspirations sont interrompues par une toux légère, puis rapidement ces phénomènes disparaissent et le malade éprouve enfin un sentiment spécial de soulagement et de bien-être.

Ainsi le courant gazeux est toujours bien toléré par les organes de la respiration.

RÉSULTATS CLINIQUES

Cette médication paraît être indiquée dans toutes les maladies on affections *chroniques* microbiennes de l'arbre respiratoire.

Sous son influence les sécrétions muco-purulentes de la laryngo-bronchite chronique, deviennent muqueuses et disparaissent.

Cette antisepsie directe est surtout précieuse contre la tuberculose laryngée et pulmonaire. Elle constitue une véritable irrigation gazeuse continue antiseptique de l'arbre respiratoire.

L'auteur a pu observer au laryngoscope la *cicatrisation d'ulcérations bacillaires du larynx*, la *régression du catarrhe laryngé tuberculeux* et l'amélioration concomitante des lésions du poumon.

CONCLUSION

Ce gaz est parfaitement toléré.

Il donne d'excellents résultats dans les affections microbiennes laryngo-pulmonnaires et en particulier la tuberculose.

NOTA. — L'Académie a adressé des remerciements à l'auteur sur son intéressante communication et a adopté suivant les conclusions du rapporteur de la déposer honorablement dans ses archives.

Cette méthode peut être considérée comme le type d'une série analogue utilisant le formol dont les diverses applications ont donné d'excellents résultats.

Ainsi le Docteur CORNIL (compte rendu du 4ᵉ congrès de la tuberculose tenu à Paris le 4 Mai 1898, page 916), préconise l'emploi du formol commercial mélangé à l'acide carbonique pour faciliter les inhalations, et il indique que ces inhalations pratiquées différemment, mais suivant le même principe, donnent depuis longtemps à l'hôpital de Villepinte des résultats excellents.

Une deuxième méthode basée sur l'application de l'aldéhyde formique condensée, et non liquide, (le trioxyméthylène) peut servir de type à une deuxième série.

Cette méthode qui supprime les inhalations et confie à l'air ambiant le gaz antiseptique destiné à la respiration a été préconisée par le Commandeur CERVELHO, professeur à l'Université de Palerme.

Le rapport sur ce mode d'application de l'aldéhyde formique et sur les résultats cliniques a été présenté le 29 Avril 1899, à l'Académie Royale de Palerme, le 24 Mai de la même année au cinquième congrès de la tuberculose à Berlin, et enfin, au douzième congrès international de médecine de 1900 à Paris.

La méthode consiste à maintenir dans l'atmosphère ambiante des proportions déterminées d'aldéhyde formique, qui pour être parfaitement tolérées sont combinées avec de l'hydrate de chloral, terpine et iodoforme, produits volatils au-dessous de 100 degrés.

Ces corps sont chauffés au-dessous de 100 degrés avec du trioxyméthylène 3 (CH² O).

De même que la méthode française, la méthode italienne a pour base l'aldéhyde formique et sa formule peut être modifiée à l'infini suivant la nature et la proportion des corps médicamenteux préconisés.

———————

Il est intéressant de résumer ici un mémoire du Dr ACARD.

(Comptes-rendus et Mémoires (page 456).

4ᵉ CONGRÈS DE LA TUBERCULOSE

Dans la séance du 2 Août 1898 du 4ᵉ Congrès de la Tuberculose, un mémoire a été présenté par le Dr Acard, de la Faculté de médecine de Paris, relativement aux bons effets de l'*aldéhyde formique* pure à l'*état gazeux* et *naissant* pour le tuberculeux et son entourage. Au cours de ce rapport, le Dr Acard a présenté le Brûleur Guasco comme l'appareil le plus apte à *préparer facilement* l'aldéhyde formique *dans la chambre* ou *auprès du malade* et en *quantité déterminée*.

Après avoir en peu de mots rappelé les ravages de la tuberculose dans les quartiers populeux de Paris, où il exerce, le Dr Acard rapporte plusieurs cas dans lesquels il a employé avec succès le Brûleur Guasco et notamment un cas de gangrène pulmonaire.

Il conclut en disant :

« L'aldéhyde formique gazeuse et naissante, produite d'une façon régulière près du Tuberculeux, est
« actuellement le meilleur moyen de rendre le tuberculeux inoffensif pour son entourage et de rendre cet
« entourage réfractaire à la contagion en détruisant, sinon la totalité, du moins, à la longue, la majeure partie
« des microbes qui infestent les locaux contaminés. En même temps, cette aldéhyde améliore notablement
« l'état des crachats et prévient les hémoptisies.

« L'appareil Guasco me paraît actuellement le moyen le plus pratique de produire cette aldéhyde en
« proportion régulière et réglée, en même temps que d'un prix abordable pour les familles les plus pauvres
« Ce serait un grand service à rendre à l'humanité, en même temps qu'à la salubrité générale, si les adminis-
« trations ou les personnes qui s'intéressent au bien-être des classes pauvres employaient une faible partie des
« ressources dont elles disposent à propager l'usage de l'aldéhyde formique et de son appareil producteur. »

ACADÉMIE DE MÉDECINE

Dans la séance du 2 Novembre 1897, le Dr Cornil, sénateur de l'Allier, médecin de l'Hôtel-Dieu, a fait une communication à l'Académie de Médecine relative aux BRULEURS GUASCO.

SOCIÉTÉ DE THÉRAPEUTIQUE DE PARIS

Dans la séance du 13 Octobre 1897. le Dr Labruhe, appuyé du Secrétaire Général le Dr Bardet, a fait une communication à la Société de Thérapeutique relative aux BRULEURS GUASCO.

———————

Nous devons mentionner en outre l'intéressante communication suivante, base de la 3me méthode !

SEMAINE MÉDICALE. — 12 Décembre 1900. — Rédacteur en chef : D^r DE MAURANS

NOTES THÉRAPEUTIQUES. — Traitement de la tuberculose pulmonaire par les injections intraveineuses de formol.

« M. le docteur R. Maguire, médecin du « Bromston Hospital » pour les phtisiques, à Londres, a institué
« récemment, avec le résultat le plus encourageant, une série d'essais sur le traitement de la phtisie pulmonaire
« par les injections intraveineuses d'aldéhyde formique.

« Après s'être convaincu, par des expériences faites d'abord sur les animaux, puis sur lui-même, que ces
« injections ne peuvent avoir d'inconvénient lorsqu'elles sont pratiquées avec toutes les précautions nécessaires,
« notre confrère s'est décidé à appliquer ce traitement chez les phtisiques. Il a employé une solution de 1 partie
« de formol pour 2.000 parties d'eau, ·

« A l'heure actuelle, M. Maguire a déjà eu l'occasion de traiter de la sorte plus de 70 tuberculeux à diver-
« ses périodes, qui tous ont été sensiblement améliorés par des injections intra-veineuses, répétées chaque jour,
« de 50 c.c. de la solution de formol à 0.5 °/₀₀. Cette amélioration s'est traduite par l'atténuation des signes
« physiques et des lésions pulmonaires,.ainsi que par la diminution de l'expectoration et de la fièvre. Chez
« quelques patients, les bacilles de Koch ont même complètement disparu des crachats.

« Ces effets favorables seraient dus à ce que le formol, administré par la voie intraveineuse, pénètre direc-
« tement du ventricule droit dans les poumons où il exerce son action bactéricide.

« Dans une lettre qu'il nous a écrite à la date du 7 décembre 1900, M. le docteur Maguire nous fait savoir
« que, depuis le 15 novembre dernier, il a élevé progressivement le titre de la solution dont il sert jusqu'à
« 1 pour 200. »

On peut donc classer ces différentes méthodes de la manière suivante :

1ʳᵉ MÉTHODE. — Inhalation directe, par l'intermédiaire d'un appareil, de vapeurs de formol mélangées à
divers produits médicamenteux.

2ᵉ MÉTHODE. — Inspiration par la respiration naturelle de vapeurs de trioxyméthylène et divers produits
médicamenteux, gazéifiés directement dans l'air de la chambre où séjourne le malade.

3ᵉ MÉTHODE. — Injections d'aldéhyde formique.

Ces trois méthodes, en résumé, découlent des remarquables travaux du savant Docteur MIQUEL, Directeur du laboratoire de Montsouris.

Nous lisons en effet dans les annales de micrographies, tome 6, Nº du 7 Juillet 1894 et suivants :

« L'aldéhyde formique montre un pouvoir bactéricide radical, analogue à celui du chlore, du brome et de
« l'iode... *Pas une bactérie des poussières ni une spore du bacille du charbon ne peuvent échapper à l'action éminemment*
« *antiseptique de l'aldéhyde formique.* (P. 356).

« Quand on s'est trouvé pendant vingt ans aux prises avec les germes des microbes et qu'on a cherché par
« toutes sortes de moyens à avoir raison de leur vitalité, on finit par connaître la résistance passive et réelle que
« beaucoup d'entre eux opposent aux agents chimiques et physiques ; les uns on le sait peuvent supporter sans
« périls la température sèche de 145 degrés ; les autres l'eau bouillante; plusieurs ne sont pas touchés par les
« solutions saturées de sulfate de cuivre, de bi-chromate de potasse, d'acide phénique, etc.

« Quand on songe que 100 grammes d'acide sulfureux par mètre cube d'air se montrent *incapables* de tou-
« cher aux spores du charbon, on ne peut refuser à l'aldéhyde formique un pouvoir bactéricide extraordinaire-
« ment actif quand on le voit, sous un poids 300 fois moindre, anéantir sûrement les spores de la bactérie
« charbonneuse.

« *En diminuant le poids de ce corps, on observe que son action est lente, continue, et peut arriver à se compléter*
« *acec le temps à des doses infinitésimales inusitées.* (P. 358).

« Malgré des quantités organoleptiques si faibles de formaldéhyde, *les vapeurs sont* assez actives pour détruire
« à la longue, non seulement les spores du charbon *mais la semence de toutes les autres bactéries* ; un pareil pouvoir
« bactéricide paraîtra sans doute *merveilleux*, tant on a peine à concevoir que *des traces impondérables d'un corps*
« puissent agir efficacement, là où des moyens énergiques comme des températures de 100 degrés font preuve
« d'impuissance (P. 360). »

Mais ici, il faut particulièrement remarquer que les travaux du Docteur MIQUEL ne portent que sur la
stérilisation de germes infectieux contenus soit dans l'air ambiant, soit sur les objets extérieurs.

Toutes ses conclusions ne préjugent en rien des effets de l'application de l'aldéhyde formique au corps
humain. Les conclusions du rapport du Docteur LACROIX peuvent seules en l'espèce servir d'indication utile.
il y a donc lieu, en vue de cette nouvelle application de poursuivre l'étude chimique des propriétés de ce corps.

Etude sur les propriétés chimiques de l'aldéhyde formique

TRIFORMALDÉHYDE ET TRIOXYLÈNE " GUASCO "

L'aldéhyde formique chimiquement pure, dont les propriétés bactéricides sont si remarquables et dont l'étude, depuis quelques années, a fait l'objet de nombreux travaux, n'est actuellement connue que sous les trois états caractéristiques suivants :

A l'état liquide à moins 21 degrès ($CH^2 O$);

A l'état solide. trioxyméthylène 3 ($CH^2 O$);

Et à l'état de solution, ou gaz dissous dans des proportions pouvant atteindre au maximun de 30 à 33 %, dont la formule chimique est indéterminée.

Je ne parlerai pas de l'état liquide à — 21 degrès qui ne peut trouver d'utilité que dans le laboratoire.

Sous la forme solide, le trioxyméthylène a l'aspect d'un corps blanc pulvèrulent, totalement insoluble dans l'eau, l'alcool ou l'éther.

Le trioxyméthylène fond seulement vers 160° en se dissociant en 3 molécules d'aldéhyde formique gazeuse.

Enfin, en solution aqueuse commerciale désignée sous différents noms, tormol, formaline, formaldéhyde, méthanal, etc..., l'aldéhyde formique gazeuse est dissoute dans l'eau en combinaison avec différents corps plus ou moins toxiques et irritants dont la présence est toujours nuisible dans les applications de cette solution, que ce soit à l'usage de la médecine ou dans la pratique de la désinfection.

L'étude de cette solution, de composition complexe, ayant mainte fois été publiée, je citerai seulement pour mémoire célle de notre savant chimiste-bactériologiste

LE DOCTEUR P. MIQUEL

Chef du service Micrographique de l'Observatoire de Montsouris, Membre de la Commission d'Assainissement et de salubrité de l'Habitation, Inspecteur des établissements classés, etc., etc.

Extraite de son ouvrage : de la désinfection des poussières sèches des appartements au moyen de substances gazeuses et volatiles (Page 179).

« La nature du produit, que contiennent les solutions aqueuses industrielles dites l'aldéhyde formique, « reste à étudier; il est regrettable·que les indications fournies par les chimistes intéressés à la vente de ce pro- « duit soient tout à fait inexactes, pour ne pas dire fausses.

« J'ai dit que les solutions commerciales dites l'aldéhyde formique gazeuse ne renfermaient pas de quantité « appréciable de ce gaz.

« Effectivement, quand on fait évaporer ces solutions à l'air libre, on voit, contrairement à tout ce qui « s'observe dans les solutions aqueuses de gaz, leur densité voisine de 1,08 augmenter rapidement, atteindre 1,90, « puis donner un dépôt abondant, formé par une substance blanche semi-cristalline, que plusieurs auteurs consi- « dèrent, encore à tort, comme du trioxyméthylène. Ce corps n'en renferme pas de traces sensibles, car il est « totalement soluble dans l'eau, dans l'alcool; il fond en se volatilisant entre 80 et 90 degrés, tandis que le trioxy- « métylène pur est complètement insoluble dans les deux véhicules qui viennent d'être désignés et ne fond que « vers 160 degrès en se dissociant en trois molécules d'aldéhyde formique gazeuse.

« ..... il paraît certain que le produit dissous dans les solutions commerciales, est une combinaison mixte « d'aldéhyde formique dans divers états de polymérisation.

« Si les produits isolés par sublimation des solutions commerciales sont redissous ensuite dans l'eau, on « obtient des liqueurs qui ne diffèrent en rien des solutions commerciales contenant, affirme-t-on à tort, l'aldé- « hyde formique gazeuse.

« Cette question de chimie pure n'est pas pour passionner les hygiénistes, mais enfin elle nous prouve avec « quelle légéreté ceux qui se qualifient compétents en matières d'aldéhyde formique, ont abordé l'étude élémen- « taire des solutions de ce corps, préparées tant dans les laboratoires que dans l'industrie. Plusieurs de ces auteurs « même sans se donner la peine d'étudier le degré de toxicité des polymères de l'aldéhyde formique, n'ont-ils « pas été jusqu'à nous faire proposer de faire ingérer soit aux soldats, aux marins, soit à tous ceux qui usent de

« conserves alimentaires, des légumes, des viandes, des vins, des bières conservés avec l'aide de ces produits.
« N'ont-ils pas poussé l'inconscience jusqu'à proposer la stérilisation du lait destiné à l'alimentation des jeunes
« enfants par l'aldéhyde formique et de prendre des brevets pour avoir le droit d'intoxiquer la population à tous
« les âges ? Heureusement que plusieurs Etats ont déjà réagi contre ces vues philantropiques, et que la vente des
« aliments conservés au moyen de l'aldéhyde formique, formol ou de ses dérivés a été, avec juste raison, sévè-
« rement interdite. »

De l'exposé qui précède il résulte :

1° Qu'en aucun cas on ne doit faire l'application soit à la médecine, soit à la conservation des aliments,
soit *même* dans la pratique de la désinfection, des solutions commerciales dites l'aldéhyde formique ou formol à
cause du danger d'intoxication qui pourrait en résulter.

2° Que l'aldéhyde formique *pure*, pouvant sous cette seule forme être dosée et titrée, possédant de merveilleuses propriétés bactéricides et thérapeutiques n'a pu, à ce jour, être encore utilisée en application dans le traitement des maladies infectieuses, le dit produit pur n'étant pas dans le commerce.

Pour ne citer qu'un seul exemple de l'importance considérable qui découlerait de la vulgarisation et par suite
de l'application de ce corps à l'état pur, il suffit de se rapporter à la discussion du rapport présenté par le
Docteur A.-J. MARTIN, Inspecteur Général du service de l'Assainissement et de Salubrité de l'habitation, sur
la désinfection par l'aldéhyde formique gazeuse, rapport présenté au Comité consultatif d'Hygiène de France,
dans la séance du 19 Juin 1899, présidée par Monsieur BROUARDEL, rapport inséré au Journal Officiel de la
République Française en date du 23 Juin 1899.

Il est dit en effet dans ce rapport, page du Journal Officiel 4196 :

« A poids égal, déclare MIQUEL, le formol est tout aussi efficace que le sublimé, mais sous la réserve que
« la solution contienne de la formaldéhyde pure et non mélangée à d'autres substances comme celle que livre le
« commerce. »

Devant des affirmations scientifiques aussi autorisées et aussi précises, j'ai cherché à obtenir ce corps par
le traitement direct du trioxyméthylène chimiquement pur 3 (CH² O).

Le trioxyméthylème étant par sa nature même insoluble dans l'eau, l'alcool, l'éther, il fallait le combiner
avec un autre corps exactement déterminé pouvant former un composé soluble.

La démonstration de cette combinaison chimique permettant la dissolution du trioxyméthylène a été effectuée
au laboratoire de Bactériologie de l'Hôpital Maritime de Lorient devant une Commission chargée de l'étude
comparative de mes procédés de désinfection, par dépêche ministérielle datée du 21 Novembre 1898.

Ces expériences, qui ont eu lieu le 25 Mai 1899, sont relatées dans les Archives de Médecine navale,
tome 72, Novembre 1899, page 342.

Ce nouveau corps, composé d'aldéhyde formique pure, que j'ai désignée sous le nom de ''Triformaldéhyde''
est obtenu en dissolvant dans l'eau, ou dans l'alcool ou dans l'éther, en proportions variables suivant la nature
du dissolvant, des quantités de trioxyméthylène qui peuvent atteindre 300 grammes par litre.

La " Triformaldéhyde " peut, par conséquent, être utilisée méthodiquement pour les usages médicaux,
pharmaceutiques et industriels.

CONCLUSIONS

De l'étude qui précède, il ressort que malgré le merveilleux pouvoir microbicide de l'aldéhyde formique
il y a lieu de la rejeter, lorsqu'on ne peut l'utiliser qu'en se servant du formol.

1° DE LA PRATIQUE DE LA DÉSINFECTION

De la désinfection des poussières sèches des appartements, par le Docteur MIQUEL P. (72).

J. Carré, Editeur, 1895.

« Le pouvoir antiseptique de l'aldéhyde formique a été reconnu en 1888 par LOEW ; après cet auteur,
« TRILLAT s'est occupé longtemps des propriétés remarquables de ce corps.

« Dans un brevet (N° 216-638) daté du 9 Octobre 1891, aujourd'hui tombé dans le domaine public,
« TRILLAT se réservait le droit d'utiliser le formol comme un antiseptique puissant et efficace, qualités aujour-
« d'hui reconnues de tous.

Page 178. — « On doit tout d'abord rejeter de la pratique le procédé des pulvérisations des liquides chargées
« d'aldéhyde formique, formol, par la raison que les désinfections au moyen des sprays formaldéhy-
« diques intoxiqueraient, très rapidement, ceux qui seraient chargés de les appliquer, et ensuite par
« le motif que les solutions dites d'aldéhyde formique brevetées trop prématurément comme contenant
« ce corps à l'état de gaz dissous, n'en contiennent pas du tout ou seulement de simples traces. »

A fortiori doit-on la rejeter des applications médicales ; son mélange avec des substances médicamenteuses
où l'acide carbonique, tous mélanges il est vrai qui permettent aux muqueuses de la tolérer, ne lui enlevant
en aucun cas les propriétés toxiques qu'elle tient des corps étrangers avec lesquels, elle est combinée dans
les solutions du formol commercial.

De même le trioxyméthylène, corps solide instable, qui par décomposition lente se transforme en acides
formique et oxalique, Wurtz (Dict. de chimie pure), deux produits éminemment toxiques, doit aussi être
rejeté de la pratique des applications médicales, utilisé sous cette forme.

Il découle de ces indications que l'on ne doit que faire usage de l'aldéhyde formique chimiquement pure,
rendue liquide et indécomposable.

La dissolution du trioxyméthylène pur, de l'ingénieur Guasco, liquide stable analysé par M. HEBERT, du
Laboratoire HENRIOT, de la Faculté de Médecine, a donné les résultats suivants :

1° « Triformaldéhyde, désignée antérieurement sous le nom d'hydroforme.

« La volatilisation est complète au bout d'une demi-heure environ.

« L'acidité des produits distillés est à peu près nulle.

« Le rendement de l'hydroforme liquide en aldéhyde formique est de 31,71 pour cent.

2° « Triformaldéhyde à l'état pateux.

« La volatilisation est complète au bout d'une demi-heure environ.

« L'acidité des produits distillés est à peu près nulle.

« Le rendement en aldéhyde formique est de 41,22 pour cent.

Extrait du rapport de A. HEBERT.
Paris, le 14 Janvier 1899.

La Triformaldéhyde pure ainsi obtenue employée à une dose désinfectante équivalente au sublimé n'a plus
d'action irritante sur les muqueuses ; elle pourra être utilisée seule, sans le concours des agents chimiques
destinés à la faire supporter par les organes.

De plus, il y a lieu ici d'attacher une importance toute spéciale aux nouvelles propriétés reconnues aux
solutions d'aldéhyde formique par les nombreux savants, qui tant en France qu'à l'Etranger ont étudié complé-
tement la puissance bactéricide de ce corps.

Nous rapportant à l'étude complète faite par le Docteur A. J. MARTIN, Inspecteur Général de l'assainissement, dans le rapport qu'il a présenté au Comité consultatif d'Hygiène de France, dans sa séance du 19 Juin
1899 (Journal Officiel p. 4197).

« L'idée que l'on s'est faite jusqu'ici que la formaldéhyde agissait comme gaz, doit être modifiée ; ce que
« fait également remarquer BROCHET et PEERENBOOM.

« Dans les expériences sur la méthode de Breslau, VAN BRUNN a mis nettement ce fait en lumière.

« Plus on expérimente, plus on est forcé de reconnaître que le maximum de l'action bactéricide ne peut
« être atteint qu'en présence de beaucoup de vapeur d'eau, que l'*action réellement efficace*, ne doit pas être attribuée
« aux vapeurs, mais bien à la *solution* qui se condense peu à peu. »

Cette propriété des solutions est aussi reconnue par SCHERNIG-ARONSOHN, par ROSEMBERG,
WALTER-SCHLOSMANN, FLUGGE, DE PETRUSCHKY et DE PRANSNITZ.

Application à la prophylaxie de la Tuberculose

Les vapeurs *sèches*, obtenues par gazéification à chaud donnent un gaz très irritant dont les propriétés bactéricides sont bien inférienres à celles des vapeurs obtenues par simple évaporation des solutions *aqueuses* d'aldéhyde formique pure.

Répandre dans l'air que l'on respire des vapeurs humides de tritormaldéhyde pure, vapeurs bactéricides a dose infinitestimale parfaitement tolérables sans aucun mélange de gaz quelconque et pouvant s'allier avec toute substance volatile médicamenteuse, paraît répondre en tout point aux indications scientifiques les plus récentes et les plus autorisées.

Tenant compte des considérations qui précèdent, nous avons cherché un moyen pratique d'émettre régulièrement dans la pièce occupée par un malade atteint d'une affection contagieuse et en particulier d'une maladie des voies respiratoires, des vapeurs humides de **trioxylène** aldéhyde formique pure spécialement appropriée à cet usage. Nous sommes ainsi arrivés à faire absorber par des plaques, particulièrement douées d'un grand pouvoir absorbant, le liquide antiseptique qui se dégage peu à peu dans l'atmosphère ambiante.

Afin de faciliter l'application des solutions d'aldéhyde formique pure dans les conditions indiquées ci-dessus, on utilise des plaques en porcelaine spéciale très absorbante ayant par suite la faculté d'évaporer très rapidement dans l'air ambiant les solutions aqueuses dont on les aura imprégnées, plaques ou tableaux destinés à être placés dans les chambres ou appartements dont on veut continuellement charger l'atmosphère de vapeurs antiseptiques et désinfectantes.

Chaque tableau pouvant évaporer journellement 100 grammes de solution l'atmosphère se chargera régulièrement dans des proportions qui seront déterminées par le nombre de tableaux en fonctions et la dimension cubique de l'appartement.

Ce mode de production d'aldéhyde formique permet en outre de suivre toutes les indications du médecin, en tant qu'inspirations constantes de produits volatils médicamenteux qu'il suffira d'ajouter à la solution **trioxylénique** dans les proportions qu'il aura ordonné.

Cette application qui peut prendre le nom de

" Méthode pratique de désinfection des bronches et des poumons "

s'appliquera avec succès, ainsi qu'il ressort du rapport du Docteur LABORDE dans toutes les affections microbiennes de l'arbre respiratoire, affections malheureusement si contagieuses et dont le nombre des victimes est alarmant.

Ainsi la statistique du Bulletiu municipal enregistre pour la huitième semaine sur 962 décès, 130 imputables aux maladies des organes de la respiration et 200 à la phtisie pulmonaire, total 330 décès, soit le taux énorme de 30 %.

Il n'est pas sans intérêt de faire connaître ici l'étendue du mal contre lequel il faut lutter et dont la France n'est pas seule à être atteinte.

D'après la statistique de l'office impérial de santé de Berlin relative seulement à la mortalité par phtisie pulmonaire et pour un million d'habitants,

Il y a en SUISSE . . . . plus de 2.000 morts.
       ANGLETERRE . . . .   — 1.000 —
       HONGRIE . . . .   — 3.000 —
       ITALIE . . . .   — 1.000 —
       RUSSIE . . . .   — 4.000 —
       SUÈDE . . . .   — 2.000 —
       FRANCE . . . .   — 3.000 —

Revenons à l'application du trioxylène au traitement par l'hygiène de la tuberculose.

Si le fonctionnement du tableau d'évaporation se fait naturellement en vertu des lois les plus élémentaires de la physique, les deux méthodes type dont nous avons donné la description ont besoin de l'intervention d'une source calorifique ; or toute source calorifique est une cause de multiples inconvénients qui dans cette application sont complètement supprimés.

Résumé et Conséquences pratiques.

L'application dans les appartements des tableaux qui peuvent, si on le désire, être ornementés par un sujet artistique quelconque sans nuire à leur fonctionnement, présente ce premier avantage de supprimer toute apparence de traitement.

La portée morale de ce simple fait est certainement considérable ; il est de nature à diminuer, chez les personnes qui approchent le malade, l'appréhension légitime dont la manifestation est si pénible pour celui qui en est l'objet.

L'emploi du tableau ne donnera-t'il pas à la famille la faculté inappréciable de soigner, même à leur insu, un ou plusieurs de ses membres, leur évitant ainsi le danger d'aggravation qui suit toujours le moment où il leur est donné de connaître le mal dont ils sont atteints. La raison seule de se mettre à l'abri de la contagiosité, soit par l'air ambiant, soit par les vêtements portés au dehors, *raison qui dans toutes les familles devrait être une règle,* justifiera l'application du tableau de lutte contre les épidémies.

Que de services cette simple application peut rendre dans les familles pauvres. A côté de la dépense journalière presque insignifiante, environ 3 ou 4 centimes, ne donne-t-elle pas, à tous ceux que les besoins de l'existence obligent à faire leur journée de travail à l'atelier, à l'usine ou à la rue, le moyen si simple de faire l'application du traitement la nuit, pendant le sommeil sans qu'il soit utile de manipuler aucun appareil, d'ingérer aucun médicament, en un mot, sans occasionner aux malades ni dérangement; ni veille, ni changement quelconque à leurs habitudes.

Un peu de soin et une légère dépense sont si peu de chose lorsqu'il s'agit de conserver l'existence, celle de la jeunesse surtout, force vive et soutien d'une famille et d'un pays, qu'il n'est pas douteux que cet élément si simple de combativité ne soit recommandé par les médecins et adopté par toutes les familles.

L'application s'en fera d'autant plus aisément qu'elle produira à la longue, avec la désinfection médicale proprement dite, celle des appartements dans lesquels elle s'opère,

C'est en effet par l'intermédiaire de l'atmosphère ambiante que le malade inspire un air cicatrisant et salutaire, utile même aux personnes non souffrantes, en assurant l'aseptie des voies respiratoires, les immunisant ainsi contre le danger de contagion.

Les causes épidémiques n'existeront plus dans les appartements où les tableaux préventifs auront été appliqués, et les personnes, que les hasards de déménagements conduiront dans un local précédemment occupé par un tuberculeux, seront ainsi à l'abri des terribles atteintes du fléau, surtout si au préalable elles ont fait désinfecter à fond leur appartement.

En résumé, l'application de l'aldéhyde formique pure, de l'avis des savants Médecins et Hygiénistes est de nature, par son application judicieuse à contribuer largement au rétablissement de la santé publique, et de retenir l'attention de tous ceux, et c'est le plus grand nombre, qui ont à cœur de préserver leur famille et eux-mêmes des atteintes d'un fléau véritable qui décime tant en France qu'à l'Etranger une énorme partie des générations à la fleur de l'âge.

A. GUASCO,
Paris, le 15 Mai 1901.

MODE D'EMPLOI

Tremper les tablettes en porcelaine spéciale dans la solution Trioxylénique.

La durée moyenne de l'évaporation complète étant de 24 heures, il suffit de les recharger une fois par jour.

Les placer dans un endroit quelconque du local habité, de préférence dans les chambres à coucher et dans la chambre du malade.

La solution Trioxylénique est composée de 20 grammes de trioxylène par litre d'eau ordinaire.

Tablettes en porcelaine absorbante (unité) . . . . : . . 4.75
Flacon de 20 grammes de Trioxylène pure (pour 1 litre de solution) . . . 1.50
   »   100   »   »   » (pour 5 litres de solution). . . 7. »

PRIX POUR PARIS

AMPOULES POUR INJECTIONS INTRAVEINEUSÉS de triformaldéhyde pure en solution variant de 1/2 à 20 $^o/_{oo}$.

FLACONS STÉRILISÉS DE SÉRUM formule du Dr Cheron, mais avec remplacement de l'acide phénique par la triformaldéhyde.   PRIX SUR DEMANDE

Un flacon de 20 grammes de trioxyléne pur est offert à tout médecin qui en fait la demande.

NOTA. — Dans un but de propagande utilitaire, il sera adressé une fois seulement à la même personne ou à la même famille, et ce **gratuitement**, emballage et port excepté, un flacon de trioxyléne, pour 5 litres de solution trioxylénique d'une valeur marchande de 7 francs, lorsqu'il sera joint à la demande un certificat régulier du médecin consultant constatant une amélioration attribuée par lui à l'application antérieure de la méthode.

Il est en outre créé un service d'indigent qui expédie à prix réduit :

Une serviette pour évaporation ;

Un flacon de trioxyléne pour faire 5 litres de solution nécessaire pour un traitement de 2 mois au prix de 2.50 au lieu de 11.75.

On ne devra s'adresser à ce service qu'en joignant à la demande un certificat approprié délivré, soit par le maire de la commune ou le 1er adjoint, soit par le médecin consultant.

Toute demande ou renseignement doit être adressé à M. le Dépositaire Général pour la France, colonies françaises et pays de protectorat des plaques évaporatoires et du Trioxylène, Dr E.-A. AGARD, pharmacien de 1re classe, **PARIS**, Boulevard Magenta, 149.

PARIS. — IMP. L. FARAUT ET J. BRUNET, RUE MÉZIÈRES, 8.

www.ingramcontent.com/pod-product-compliance
Ingram Content Group UK Ltd.
Pitfield, Milton Keynes, MK11 3LW, UK
UKHW021722130726
13696UKWH00006B/2483